LETTRE A MONSIEUR LE MARQUIS DE***

Sur les Opérations de la Cataracte, faites par M. PALLUCCI, Chirurgien, Pensionnaire de SA MAJESTÉ IMP.

MONSIEUR,

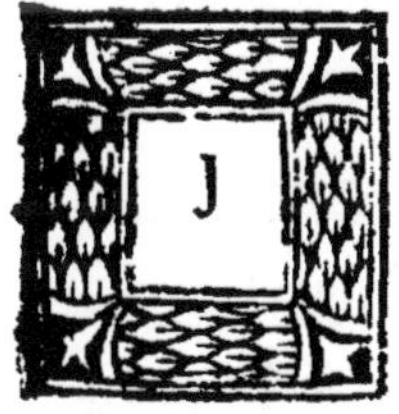

JE vois par la Lettre que vous m'avés fait l'honneur de m'écrire; que la maladie de Madame la Marquise augmente tous les jours, & qu'elle n'a tiré aucun soulagement des différentes personnes à qui vous avés eu ſucceſſivement recours. Il n'eſt pas poſſible de prendre plus de part que moi à votre affliction, & à celle de toute votre famille. Les bontés dont Madame la Marquiſe m'a toujours honoré, & mon attachement pour votre perſonne vous en ſont de ſûrs garans. Quelque juſte néanmoins que ſoit votre douleur, elle doit avoir ſes bornes. La Cataracte eſt difficile à guérir, mais elle n'eſt pas incurable. Nous le pouvons dire, Monſieur, à l'avantage de notre ſiécle, l'Art nous offre des reſſources preſque certaines dans les maladies les plus déſeſpérées, & en particulier dans celle dont Madame la Marquiſe eſt affligée.

Vous vous ſouvenés, Monſieur, que dès que je fus informé de l'état où elle étoit, je jettai les yeux ſur M. Pallucci, Chirurgien, Penſionnaire de l'Empereur, qui eſt à Paris depuis quelques années. La voix publique m'avoit appris les cures admirables que ce Chirurgien a faites, tant à l'Hôtel-Royal des Invalides, que dans différentes maiſons de Paris. La vérité m'en avoit été confirmée par des témoins oculaires, par des Maîtres de l'Art, dont la probité & les lumieres ſont également connues. Je vous propoſai donc de mettre entre ſes mains Madame la Marquiſe.

Vous étiés bien perſuadé, Monſieur, que mon zéle pour vous étoit dégagé de toute prévention & de tout intérêt étranger ; qu'il m'avoit ſeul déterminé en faveur de M. Pallucci. Néanmoins les récits avantageux que je vous faiſois ſur la foi des Maîtres les plus habiles & des Juges les plus éclairés ne purent vous décider. Vous voulûtes recueillir les voix. Mais ce qui devoit calmer une juſte inquiétude à laquelle je ne puis qu'applaudir, ne ſervit qu'à l'augmenter. Le plus grand nombre rendoit hommage aux talens de M. Pallucci. Vous trouvâtes cependant quelques personnes qui révoquerent en doute sa capacité, & les guérisons qu'on lui attribuoit. On vous parla sur-tout d'une lettre de M. le Comte d'Argenson, Ministre de la Guerre, à M. de Jallais, Intendant de l'Hôtel-Royal des Invalides. Sans entrer dans le détail de ce qu'elle contenoit, on vous assura qu'elle donnoit des idées peu favorables de l'habileté de notre Chirurgien. En un mot, on ne vous en dit pas assés pour détruire la bonne opinion que vous aviés conçue de lui, mais on vous en dit trop pour la laisser entiérement subsister. Vous me fîtes part des discours que vous aviés entendus. Je n'en fus point surpris. Dès qu'un homme par ses talens & par quelque heureuse découverte a acquis quelque supériorité dans son Art, la satisfaction que lui donnent des succès justement applaudis est ſouvent altérée par les chagrins que lui cauſe la jalouſie.

Comme votre tendreſſe pour Madame la Marquiſe vous appelloit ſans ceſſe auprès d'elle, & ne vous laiſſoit pas aſſés de loiſir pour prendre par vous-même tous les éclairciſſemens convenables, vous vous reposâtes de ce ſoin ſur moi. Je fus flatté, Monſieur, de cette preuve de votre amitié & de la confiance que vous aviés dans la mienne. Pour y répondre, j'allai trouver directement M. Pallucci. Je lui témoignai que ſon mérite m'étoit parfaitement connu, que vous étiés à peu-près à ſon égard dans les mêmes ſentimens que moi, & après lui avoir expoſé l'état de Madame la Marquiſe, je ne lui diſſimulai point que vous vous ſeriés déterminé à lui confier une perſonne ſi chére, ſans quelques diſcours déſavantageux qui couroient dans le public.

M. Pallucci prit en bonne part

ce que je lui disois. Il est rare qu'un homme de mérite daigne s'abaisser jusqu'au point de se justifier. Mais l'estime d'une personne de votre rang parut trop précieuse à M. Pallucci pour qu'il laissât subsister les impressions qu'on vous avoit données. Il m'avoua que ses ennemis avoient persuadé à M. le Comte d'Argenson, que les opérations qu'il avoit faites à l'Hôtel des Invalides n'avoient point réussi, & qu'il n'y avoit aucune confiance à prendre dans ses promesses. Que c'étoit-là ce que contenoit cette Lettre que ses ennemis avoient rendu publique. Pour me faire voir en même-tems qu'on avoit surpris la Religion du Ministre, M. Pallucci me raconta quelques faits qui le concernoient; & sans entrer dans un plus grand détail, il me présenta son porte-feuille qui en contenoit les preuves. Je vais, Monsieur, avec la sincérité dont j'ai toujours fait profession, vous rendre compte de ce que j'y ai trouvé.

M. Pallucci, après avoir étudié la Médecine dans l'Université de Pise, où il a pris le dégré de Bachelier, s'est attaché à la Chirurgie. Il en a pris les premieres leçons dans le Collége & Hôpital de Sainte Marie neuve de Florence. Après qu'il eût fait de très-grands progrès dans cette excellente Ecole, SA MAJESTE' Impériale, dont il est Pensionnaire, l'a envoyé à Paris pour s'y perfectionner dans les grandes opérations sous les yeux principalement du célébre M. Morand. M. Pallucci n'a rien épargné pour remplir les vûes du grand Prince qui l'honore de sa protection & de ses bienfaits. Ses travaux ont eu tout le succès possible. L'opération de la Taille a d'abord fixé sur lui les yeux du Public. Le Traité qu'il a composé sur cette matiere lui a attiré des applaudissemens, qui ont été pour lui de nouveaux motifs d'émulation.

Il eſt dans tous les Arts de certaines parties pour leſquelles l'homme à talens ſe ſent un goût ſi décidé, que ſans abandonner les autres il fait de celles-ci le principal objet de ſes veilles. M. Pallucci qui a travaillé pendant ſix années ſous le célébre Profeſſeur M. Benevoli, s'eſt attaché d'une façon particuliére aux maladies des Yeux. Les ſuccès qu'il a eus ont dû d'autant plus le flatter, que ſi la vûe eſt le plus précieux de tous nos ſens, il eſt en même tems celui dont les maladies ſont les plus difficiles à guérir. La plus commune eſt la Cataracte. Juſqu'ici, il ſembloit que l'Art n'avoit point aſſez de priſe ſur un mal auſſi délié, qui s'échappoit ſous la main de celui qui vouloit le détruire. M. Pallucci a inventé en 1750. un nouvel Inſtrument qui en a, pour ainſi dire, fixé la mobilité.

Lorſqu'il l'eût porté au plus haut dégré de perfection dont il le croyoit alors susceptible, il demanda à M. le Comte d'Argenson la permission d'opérer dans l'Hôtel Royal des Invalides. Ce Ministre qui honora toujours d'une constante protection les Arts utiles, & ceux qui les cultivent, lui accorda cette permission après s'être fait assurer de sa capacité.

M. Pallucci fit en conséquence différentes opérations, & toutes en présence des Juges les plus éclairés. Mrs Bouquot, Morand & plusieurs autres furent témoins des deux premiéres qui se firent à l'Hôtel des Invalides le 17 Avril 1750. sur deux soldats. La troisiéme fut faite en Ville & sur un soldat Invalide le 20 du même mois, sous les yeux de M. Morand & de plusieurs autres habiles Chirurgiens. Enfin, le 11 Maï de la même année, M. Pallucci fit à l'Hôtel six opérations sur trois soldats, qu'il opéra chacun sur les deux yeux en présence de Mrs Demours, Bouquot, Morand, & de plusieurs Spectateurs.

La guériſon de ces ſoldats fit beaucoup de bruit dans l'Hôtel. Ceux de leurs camarades qui étoient affligés de la même maladie, eſpérant trouver du ſoulagement dans l'habileté de M. Pallucci eurent recours à lui. Leur eſpérance n'auroit point été trompée. Mais un incident auquel M. Pallucci ne devoit point naturellement s'attendre ne lui permit pas de donner ſon miniſtere à ces infortunés. Je vais, Monſieur, vous rendre compte du fait : je vous en laiſſerai tirer les conſéquences.

Il avoit préparé ſix ſoldats dans l'Infirmerie de l'Hôtel. Il étoit convenu du jour de l'opération avec M. B.... Chirurgien Major. C'étoit à peu-près vers le milieu du mois de Mai de l'année derniére. Le jour indiqué, M. Pallucci ſe tranſporta à l'Hôtel ſur les onze heures du matin. C'étoit l'heure la plus convenable. La curioſité avoit attiré pluſieurs Spectateurs. Son excellence même,

M. le Marquis de Stainville, Miniſtre de Sa Majeſté Impériale, à qui on avoit rendu compte des ſuccès de M. Pallucci, voulut bien honorer l'opération de ſa préſence. Mais quelle fut la ſurpriſe de ce Miniſtre, lorſque M. B.... inſtruit de ſon arrivée, ſans aucune conſidération pour un Seigneur d'un rang ſi diſtingué refuſa de deſcendre? Il fit dire à M. Pallucci, avec qui il étoit convenu du jour, de revenir le lendemain matin à huit heures. M. le Marquis de Stainville fut bleſſé d'un pareil procédé. Il fit défenſes comme Miniſtre de l'Empereur à M. Pallucci, qui eſt ſujet & penſionnaire de ce Prince, d'entreprendre de nouveaux malades dans l'Hôtel. M. Pallucci ne put ſe diſpenſer d'obéir. Il guérit les premiers qu'il avoit opérés, & n'y eſt plus rentré depuis.

Il avoit donné au Public la deſcription de ſon nouvel Inſtrument.

Pour en faire connoître encore plus l'utilité, il fit l'Histoire de la guérison des six Invalides. M. le Comte d'Argenson persuadé que tout ce qui a quelque rapport au bien public n'est jamais au-dessous d'un grand Ministre, consentit que ce petit ouvrage lui fût dédié. Mrs Demours & Morand lui avoient donné l'approbation la plus honorable. Il parut dans le mois de Septembre 1750. L'Auteur devoit-il s'attendre que dans le même mois la jalousie de ses ennemis lui enleveroit l'estime d'un Ministre éclairé, qui venoit de lui en donner une marque si précieuse ?

Il avoit cessé par ordre de M. le Marquis de Stainville de travailler à l'Hôtel. Il se proposoit néanmoins d'opérer les Invalides qui se présenteroient. Il en prépara plusieurs à ses frais à l'Hôtel d'Hambourg où il est logé. C'est-là qu'il fit voir qu'il étoit digne de la grace que le

Ministre lui avoit accordée. Le 17 Avril 1751. il fit l'opération de la Cataracte sur quatre sujets différens. Il convient que la premiére qui étoit d'une très-mauvaise espèce ne réussit pas parfaitement. Il n'en fut pas de même de la seconde & de la troisiéme qui furent faites sur les nommés Languedoc & Jolibois. Elles furent suivies du succès le plus complet. Pour ce qui concerne la quatriéme faite sur le nommé Fontaine, si sa vüe n'est pas entiérement rétablie, il doit l'imputer à son intempérance & aux fluxions habituelles ausquelles il est sujet. Tous ces faits, Monsieur, sont attestés par Mrs les Commissaires de l'Académie des Sciences & de l'Académie Royale de Chirurgie qui ont assisté à ces opérations.

Celles qu'il fit peu de tems après sur deux autres Soldats Invalides, en présence de plusieurs Membres de l'Académie des Sciences, furent des plus heureuſes. Au premier nommé la Tour, il abbatit une Cataracte, & deux au ſecond nommé Tournant.

Le 25 Juillet 1751. M. Guignard Officier Invalide reſſentit auſſi les effets de ſon habileté. Il lui abbatit ſi bien une Cataracte, que MM. les Commiſſaires de l'Académie Royale de Chirurgie ont atteſté la parfaite guériſon de cet Officier.

La circonſpection avec laquelle il opére a certainement beaucoup contribué à un ſuccès ſi général. Il en doit cependant une partie à la forme de l'Inſtrument dont il ſe ſert. Dès le mois d'Août 1750. MM. Demours & Morand en avoient fait l'éloge. La réputation que ces MM. ont acquiſe à ſi juſte titre, donnoit à leur témoignage tout le poids que l'on peut deſirer. Mais vous le ſçavés, Monſieur : ſouvent un habile Artiſte honoré des plus illuſtres ſuffrages n'eſt pas encore content de lui-même. Il voit toujours quelque chose au-delà du point où il est parvenu ; & tourmenté sans cesse par l'idée de la perfection, il fait les derniers efforts pour l'atteindre

M. Pallucci fit donc de nouvelles corrections à son Instrument. Il le présenta ensuite dès le mois d'Avril 1751. à MM. de l'Académie des Sciences, & à MM. de l'Académie Royale de Chirurgie. Ces deux Compagnies nommérent chacune des Commissaires pour en faire leur rapport. Ils le firent dans le mois de Septembre dernier. Ces deux rapports sont si favorables à M. Pallucci, qu'ils auroient dû pour toujours imposer silence à la jalousie.

Mais cette passion s'irrite par le succès de celui qui en est l'objet. Vous l'avés éprouvé, Monsieur, & il en sera toujours de même de tous ceux qui excellent dans leur genre. Le 19 Septembre 1751. après que les Commiſſaires de l'Académie Royale de Chirurgie eurent fait le rapport & l'éloge de l'Inſtrument, un Membre de l'Académie s'éleva, & au nom du ſieur Ba.... il ſe plaignit de ce que l'on permettoit à M. Pallucci, qui n'avoit point de qualité, d'exercer dans Paris la Chirurgie. Il ſoutint en même-tems que rien n'étoit plus chimérique que les ſuccès qu'on lui attribuoit ; & pour appuyer par un ſuffrage reſpectable ce qu'il diſoit, il lut la lettre de M. le Comte d'Argenſon à M. de Jallais.

Vous me demanderés peut-être, Monſieur, ce que c'eſt que M. Ba.... je vous avouerai avec ingénuité que juſques au moment où vous m'avés chargé de faire des informations ſur le compte de M. Pallucci, le nom de M. Ba.... m'avoit été parfaitement inconnu. J'ai appris depuis que c'eſt un expert dans l'art de guérir les maladies des

Yeux de Saint Cosme. Voilà le titre qu'il se donne lui-même ; titre assés original, comme vous le voyés. Quoi qu'il en soit, les opérations de M. Pallucci ont donné de l'inquiétude à cet Expert. Uniquement occupé de l'intérêt Public, il n'a rien épargné pour décréditer des talens étrangers qu'il croît funestes à nos François, & pour faire valoir les siens qu'il croît au contraire souverainement utiles.

Vous ne vous imagineriés pas, Monsieur, jusques où son zéle l'a porté. Il a été de maison en maison visiter les malades que M. Pallucci a traités. A ceux qui voyoient, il leur prouvoit qu'il ne voyoient point. A ceux qui n'étoient pas encore guéris, il leur ôtoit l'espérance, qui fait une des principales consolations des malades. Par d'excellentes raisons que vous me dispenserés de vous rapporter ; il leur démontroit qu'ils avoient été mal opérés, & que s'ils avoient eu recours à lui leur guériſon auroit été infaillible.

Peut être, Monſieur, un zéle ſi ardent vous ſera-t'il ſuſpect. Peut-être me dirés-vous que le Sr. Ba.... n'ayant point vû les malades avant que M. Pallucci les eût entrepris, il ne pouvoit ſçavoir quel étoit alors leur état, ni conſéquemment porter un jugement ſolide ſur le mérite des opérations; que d'ailleurs, dans le cas même où M. Pallucci n'auroit point réuſſi, on ne pourroit ſans injuſtice le rendre reſponſable de l'événement, parce que, indépendamment de la délicateſſe de la partie qu'il eſt queſtion d'opérer, l'intempérance du malade peut donner lieu à des accidens qu'on ne doit point imputer au Chirurgien; que ſon habileté peut être rendue inutile par le concours de mille circonſtances imprévûes. Vos réflexions ſont ſans doute très-ſenſées; mais que voulés-vous? Monſieur, je ne ſuis point expert dans l'art de guérir les *Yeux de Saint Cofme.* Je vous expofe fimplement les faits qui concernent le fieur Ba.... Vous pouvés en tirer les inductions qu'il vous plaira.

Si cependant il m'eft permis de hazarder mon fentiment, je vous dirai que ce zéle exceffif ne me paroît pas tout-à-fait épuré. Il me femble qu'il y entre un peu d'intérêt perfonnel. Voici fur quoi je me fonde. Une Princeffe, dont la bonté & l'humanité font le principal caractere, & qui s'annonce encore plus par fes bienfaits que par l'éclat qui l'environne, a un Valet de Chambre qui étoit affligé il y a quelque tems de la Cataracte. Elle l'affectionne beaucoup, elle a pour lui les mêmes fentimens que pour toutes les perfonnes qui ont le bonheur de lui être attachées. Elle avoit appris les fuccès de M. Pallucci : ils lui avoient été certifiés par des témoins irréprochables.

Elle ordonna donc au malade de

ſe mettre entre les mains de notre Chirurgien. M. Pallucci l'entreprit, & lui rendit la vûe. Le ſieur Ba.... qui s'imagine être un homme unique dans ſon genre, & que toutes les Cataractes doivent payer un tribut à ſes talens, a trouvé mauvais que M. Pallucci ait guéri ce Valet de Chambre. Cette guériſon lui a donné des vapeurs, & pour les diſſiper, il a couru tout Paris, & s'eſt plaint dans toutes les maiſons que notre Oculiſte lui avoit enlevé la confiance de la Princeſſe & le malade qu'elle lui deſtinoit. Ce qu'il y a de certain, c'eſt que jamais Madame la Princeſſe n'a ſongé au ſieur Ba.... j'en ai la preuve ſur ma table. Mais quand il ſeroit vrai que S. A. S. auroit eu quelques vûes ſur lui, il faut toujours convenir que la ſenſibilité du ſieur Ba.... rend ſuſpectes les démarches qu'il a faites & celles qu'il a fait faire contre M. Pallucci. Je crois, Monſieur, que vous êtes affés inftruit de ce qui concerne le fieur Ba.... Revenons préfentement à la lettre qu'il a fait lire en pleine Académie.

On ne fçauroit s'imaginer l'impreffion qu'elle fit fur tous les efprits. Il n'y eut perfonne qui ne fût convaincu qu'on avoit furpris la Réligion du Miniftre. Pour s'affurer néanmoins encore plus de la réalité des guérifons faites par M. Pallucci, l'Académie nomma MM Verdier, Levret, & ceux qui voudroient fe joindre à eux pour vifiter tous les malades qui avoient été opérés.

Au nombre de ces malades fe trouvent les Invalides qui font l'objet de la lettre du Miniftre. Le rapport eft la pleine juftification de M. Pallucci. Il conftate qu'il a opéré fur treize Invalides ; fçavoir, neuf affligés d'un œil, & les quatre autres des deux yeux, & que de dix-fept Cataractes abbatues, feize ont parfaitement réuffi.

Entre ces Invalides étoit le nommé Tournant. J'ai eu l'honneur de vous dire, Monsieur, que l'on avoit abbatu deux Cataractes à cet homme. Il est mort hydropique dans le mois de Septembre dernier. Sa mort, dont la cause étoit absolument étrangere à l'opération, avoit servi de prétexte aux ennemis de M. Pallucci pour le décrier. Il falloit faire taire la calomnie. M. Pallucci engagea le sieur Cellerier, garçon Chirurgien de l'Hôtel, à ôter les yeux du cadavre. De ces yeux, l'un fut dissequé dans l'Académie, l'autre chés M. le Dran. Ils se sont trouvés nets & dans l'état où ils devoient être. Peut-on desirer une preuve plus certaine de la bonté & du succès de l'opération? Le sieur Cellerier en détachant les yeux & en les envoyant à l'Académie, n'avoit fait que contribuer à l'instruction publique & à la justification d'un homme accusé mal-à-propos. Quelle fut néanmoins ſa récompenſe ? Vous auriés peine à le croire, Monſieur ; M..... B...., jugea à propos de l'interdire. Un traitement ſi peu mérité donneroit lieu à bien des réflexions : comme elles ſe préſenteront en foule à votre eſprit, je crois devoir les ſupprimer.

Tandis qu'on donnoit à M. Palluc-ci de nouveaux ſujets de mortification, il donnoit de nouvelles preuves de ſon habileté. Le même jour que les Commiſſaires de l'Académie firent leur rapport, il lut un Mémoire concernant la diſſection des deux Yeux. Ce Mémoire fut fort goûté de la Compagnie. Il en avoit lû un autre à peu près dans le même tems à MM. de l'Académie Royale des Sciences, qui nomma des Commiſſaires pour l'examiner. Ces Commiſſaires déciderent qu'il méritoit d'être inſéré dans le Volume deſtiné pour les Mémoires des Etrangers. Ils firent en même-tems le rapport le plus favorable touchant les opérations qu'ils avoient vû pratiquer à M. Pallucci. Après de pareils suffrages, je vous laisse à décider, Monsieur, si la jalousie peut encore révoquer en doute sa capacité.

Tels sont les faits qui concernent M. Pallucci. Il ne me reste plus qu'à vous en rapporter les preuves, & à vous faire voir que son Instrument & sa maniere d'opérer ont été également applaudis par les connoisseurs les plus accrédités.

A l'égard de l'Instrument, voici comme en parloient Messieurs Demours & Morand dès le mois d'Août 1750. « De tous ceux, dit M. Demours dans l'Approbation qu'il a donnée au petit ouvrage dédié à M. le Comte d'Argenson, « à qui » nous avons vû pratiquer l'opéra- » tion de la Cataracte, nous pouvons » assurer n'en avoir vû aucun dont » les opérations ayent été en général » si heureuses & suivies d'aussi peu

» d'accidens

» d'accidens que celles qu'a fait en » notre présence M. Pallucci, tant » en Ville, qu'à l'Hôtel des Invali- » des. Un succès si général & si peu » ordinaire en pareil cas ne sçauroit » être un pur effet du hazard, & » doit être également attribué & à » la circonspection avec laquelle il » opére, & à la forme de l'instru- » ment dont il se sért pour opérer. » Cet Instrument, qu'il a perfec- » tionné depuis peu, & rendu plus » commode, réunit en lui les avan- » tages de deux Aiguilles décrites » par Avicennes, adoptée par Nuck, » Albinus, & par quelques Opé- » rateurs modernes, & n'en a point » les inconvéniens. Il seroit à souhai- » ter que M. Pallucci en donnât la » description au Public. « A Paris, ce 20 Août 1750. *Signé*, DEMOURS, Médecin de la Faculté de Paris, & Censeur Royal.

« J'ai assisté » dit M. Morand, à la fin du même ouvrage, « à l'o-

» pération de la Cataracte que M.
» Pallucci, Chirurgien, Pension-
» naire de Sa Majesté Impériale a
» faite à six soldats Invalides sous
» le bon plaisir de Monseigneur le
» Comte d'Argenson. Il a employé
» pour ces opérations une nouvelle
» Aiguille de son invention. Il a ab-
» batu la Cataracte avec beaucoup
» de succès pour le manuel, & le
» plus grand nombre a réussi par-
» faitement quant au rétablissement
» de la vûe. M. Pallucci a sur cette
» opération des idées neuves qui
» tendent à la perfection, & j'esti-
» me qu'on ne sçauroit trop l'en-
» courager à continuer ses recher-
» ches. » A Paris ce 25 Août 1750. *Signé*, MORAND, Maître en Chirurgie du Collége de Paris.

M. Pallucci a depuis perfectionné son Instrument. Voici le jugement qu'en ont porté M^rs les Commissaires de l'Académie de Chirurgie. Il est extrait des Registres de cette Académie.

« Mrs Verdier & Levret qui » avoient été nommés pour examiner une Aiguille à Cataracte de » l'invention de M. Pallucci, Chirurgien, Pensionnaire de Sa Majesté Impériale, ayant fait leur » rapport ; l'Académie a jugé que » cet Instrument est très-bien inventé pour remplir le but que » l'Auteur s'est proposé : que M. » Pallucci s'en sert avec une dextérité parfaite & avec succès. En » foi de quoi, j'ai donné le présent » extrait de ses Registres, » A Paris ce 10 Septembre 1751. *Signé*, MORAND, Sécrétaire perpétuel.

Vous voyés, Monsieur, que la bonté de l'Instrument ne sçauroit être révoquée en doute. Sa méthode d'opérer a été également applaudie. Je ne répéterai point ici ce que Mrs Démours & Morand en ont dit dans les certificats que je viens de transcrire. Mais permettés-moi de rapporter ici le jugement qu'en ont porté les Commissaires de l'Académie des Sciences. Il est extrait des Registres de cette Académie à la date du 4 Septembre 1751.

« Mrs Morand & Bourdelin qui » avoient été nommés pour examiner » ner un Mémoire de M. Pallucci, » Chirurgien, Pensionnaire de Sa » Majesté Impériale sur l'opération » de la Cataracte, en ayant fait » leur rapport, l'Académie a jugé » qu'un grand nombre d'opérations » faites avec succès par M. Pallucci, » qui a eu plusieurs Membres de » l'Académie pour témoins de son » habileté, assuroit à sa méthode » une juste préférence sur celles qui » étoient déja connues. En foi de » quoi j'ai signé le présent Certi- » ficat. » A Paris ce 11 Septembre 1751. *Signé*, GRANDJEAN DE FOUCHY, Sécrétaire perpétuel.

Aussi cette méthode a-t-elle parfaitement réussi, & Mr. Pallucci a pour garans de ses succès les Juges les plus éclairés. Je ne parlerai point ici des Cures qu'il a faites sur un grand nombre de particuliers : je me bornerai à celles de différens Invalides. Le 17 Avril 1750. il a abbatu la Cataracte à Jean-Baptiste Montelier, âgé de soixante-douze ans, en présence de Mrs Munier, Médecin, Bouquot, Chirurgien Major de l'Hôtel, & Morand, Chirurgien Major en survivance. Le 17 Septembre 1751. ce malade a été examiné par Mrs Bourdelin & Demours, Médecins, & par Mrs le Dran, Directeur de l'Académie de Chirurgie, Verdier & Levret, lesquels ont attesté « que cet homme » distingue la forme des objets, mais » avec un peu de peine. »

Le même jour 17 Avril, il a abbatu une Cataracte au nommé Claude Halés, en présence des mêmes Assistants, & il a été reconnu qu'il étoit parfaitement guéri.

Le 20 Avril 1750. il a abbatú une Cataracte à Guillaume Rebourceau en Ville, en présence de M^rs. Demours & Morand & de plusieurs autres personnes. Il a été parfaitement guéri & certifié tel.

Le 11 Mai, il a abbatu deux Cataractes à Jacques Richer, en présence de Mrs Demours, Bouquot & Morand. Ce malade a été visité & certifié guéri.

Le même jour 11 Mai, il a abbatu deux Cataractes à Jacques Darcy, en présence des mêmes Messieurs. Il a été parfaitement guéri & certifié tel par Mrs Demours, Morand, & par M. Leblond, Prêtre des Invalides. M. Pallucci avoit écrit à cet Ecclésiastique pour le prier de lui marquer de quelle maladie Darcy étoit mort, & si sa vûe s'étoit conservée jusqu'à la fin de sa vie. Je vais, Monsieur, vous rapporter la réponse que lui fit M. Leblond. « Sur les informations que j'ai fai-

» tes du nommé Saint-Germain » Darcy, l'on m'a assûré que mal-» gré une paralysie qui lui étoit ve-» nue, il y a environ huit mois, pour » laquelle il a pris beaucoup de dro-» gues journellement qui l'ont en-» flé comme un ballon, il a tou-» jours vû pour se conduire & dis-» tinguer le monde. C'est ce que » m'ont assûré plusieurs personnes » qui l'ont ordinairement vû jusqu'à » la mort qu'il a attribué aux breu-» vages qu'il a pris, » à Paris ce 16 Septembre 1751. *Signé* Leblond, Prêtre aux Invalides. Il est donc évident qu'à cet égard on ne peut rien imputer à M. Pallucci.

Le même jour 11 Mai, il a abbatu deux Cataractes à Charles Pagliano en présence de MM. Demours, Bouquot & Morand. Cet Invalide a été parfaitement guéri & certifié tel.

Le 17 Avril 1751. en présence de MM. de Jussieu, Bourdelin, Demours, Morand, Verdier, Levret; il a abbatu à l'Hôtel d'Hambourg, rue Jacob, quatre Cataractes; la premiere au nommé Languedoc, la seconde au nommé Jolibois, la troisiéme au nommé Lafontaine, la quatriéme au nommé François Roussel. Le 13 Septembre il a été certifié que les deux premiers ont été parfaitement guéris, que le troisiéme ne l'étoit pas encore, qu'il avoit une légere inflammation à la conjonctive, mais que la prunelle étoit nette; que le quatriéme avoit la cornée trouble & que la prunelle étoit ronde.

Le 7 Juin 1751. à l'Hôtel d'Hambourg, rue Jacob, en présence de MM. Bourdelin, Bouvart, Demours, M. Pallucci a abbatu une Cataracte au nommé Latour, & deux au nommé Tournant. M. le Dran assista à l'opération faite à ce dernier. Il est certifié que Latour voit parfaitement. A l'égard de Tournant, lorſqu'il fût attaqué de l'hydropiſie dont il eſt mort, il voyoit des deux yeux. C'eſt ce qui eſt atteſté par ces Meſſieurs. Les deux yeux de cet homme furent envoyés à l'Académie où l'on en diſſéqua un, & l'autre chez M. le Dran.

A l'égard de celui qui a été diſſéqué dans l'Académie, les Regiſtres de cette Compagnie font foi qu'il étoit en bon état. « M. Pallucci, » (eſt-il dit dans les Regiſtres à la date du 16 Sept. 1751.) « Chirur-» gien de SA MAJESTE' Impériale, » ayant préſenté à l'Aſſemblée deux » yeux tirés du cadavre d'un Soldat » Invalide mort hydropique, au-» quel il avoit fait l'opération de » la Cataracte pluſieurs mois aupa-» ravant; ces yeux ont été trouvés » très-nets. On en a ouvert un dans » l'Aſſemblée dont les parties inté-» rieures ſe ſont trouvées dans l'é-» tat où elles doivent être après une » opération bien faite. On n'a pas

» eu le tems de disséquer l'autre, » mais il y a toute apparence qu'on » y verra la même chose ; en foi de » quoi j'ai donné le présent Extrait » de nos Registres, ce 17 Septembre 1751. » Signé, MORAND, Se» crétaire perpétuel.

La conjecture de M. Morand s'est trouvée vraie. En effet voici, Monsieur, comment M. le Dran s'explique sur l'autre œil dont il a fait la dissection. « J'ai vû opérer le nom» mé Tournant, & il a vu clair dans » le moment. J'ai examiné ses deux » yeux qui ont été apportés à l'A» cadémie après sa mort. J'ai vû les » Cataractes bien abbatues & rien » de dérangé dans l'intérieur de » l'œil : » Or, que la cause de sa mort fût étrangere à l'opération, & qu'on ne doive l'attribuer qu'à l'hydropisie dont il a été attaqué ; c'est ce qui est attesté par M. Levret qui déclare qu'il « a vu le malade dans » la salle de saint Louis des Invali-

» des, qu'il étoit hydropique &
» qu'il voit des deux yeux.

Tel a été le ſuccès des opérations faites par M. Pallucci ſur des Soldats Invalides; ſuccès conſtaté par les témoignages irréprochables des plus grands Maîtres, qui n'ont prononcé qu'après l'examen le plus ſérieux & dans la plus grande connoiſſance de cauſe. Ces témoignages ſeroient plus que ſuffiſans pour détruire les impreſſions que les ennemis ſecrets de M. Pallucci ont voulu donner contre lui. Mais ceux de M. Bouvart, Médecin, & de M. le Dran, Chirurgien, lui ſont trop honorables pour que je les paſſe ſous ſilence. « J'ai vû (dit le premier,) « entr'autres malades opé-
» rés par M. Pallucci, les Invalides
» mentionnés dans le préſent Cata-
» logue & ne puis, ſans bleſſer la
» vérité, en porter d'autres juge-
» mens que celui qu'en ont porté
» MM. Bourdelin, Demours, le

» Dran, Verdier & Levret. *Signé*, Bouvart.

« A l'égard des Invalides qui nous » ont été présentés après leur guéri- » son, dit M. le Dran, je les ai exa- » minés avec les Commissaires nom- » més par l'Académie & avec MM. » Bourdelin & Demours, & j'ai re- » marqué qu'ils voyoient comme il » est dit dans le rapport signé de ces » MM. *Signé*, Le Dran, Directeur de l'Académie.

Vous serés peut-être bien-aise, Monsieur, de voir ce rapport. Je vais le mettre sous vos yeux. Il est Extrait des Registres de l'Académie Royale de Chirurgie en date du 23 Septembre 1751. il est conçu en ces termes. « MM. Verdier & Levret » ayant été nommés par l'Académie » pour examiner les yeux des per- » sonnes opérées de la Cataracte par » M. Pallucci ont fait leur rapport & » ont dit, que dans le nombre de » ces opérations qui montent à vingt-

» ſept, ils en ont vérifié vingt qui » ont réuſſi; qu'à l'égard des ſept au-» tres, il y en a eu deux de faites » ſur un même ſujet qui eſt mort un » an après & qu'on leur a aſſuré » avoir vû juſqu'au dernier jour; » une troiſiéme a été faite à une » Dame qu'ils doivent voir inceſſam-» ment; que des quatre autres il y a » deux perſonnes qui ſont à la cam-» pagne & deux ſur leſquelles M. » Pallucci avoue n'avoir pas réuſſi. » Enfin, que ſur ce nombre au total, » 17. ont été faites à des Invalides » dont 15 ont réuſſi à tous égards. » En foi de quoi, j'ai donné le pré-» ſent Extrait de nos Regiſtres le » 24 Sept. 1751. » *Signé*, MORAND, Secrétaire perpétuel.

Ne conviendrez-vous pas avec moi, Monſieur, après des preuves ſi certaines de la capacité de M. Pallucci, qu'il eſt étonnant qu'on ait oſé ſurprendre la Religion du Miniſtre, en lui perſuadant que les opérations n'avoient point réussi, & qu'il n'y avoit aucune confiance à prendre dans les promesses de M. Pallucci. Tels sont les termes de la Lettre que ses ennemis rendent publique & font lire en pleine Académie. C'est ainsi que pour prix des services que Monsieur Pallucci a rendus par un pur motif d'honneur, & sans aucun retour d'intérêt, on a tâché de lui enlever la seule récompense à laquelle il aspirât, l'estime publique. L'honneur de la Nation chez qui les Etrangers, & sur-tout ceux qui se distinguent par des talens utiles ont toujours trouvé toute la protection qu'ils pouvoient desirer, est en quelque sorte intéressé dans la surprise faite au Ministre. Il l'est d'autant plus qu'on n'a eu d'autre objet que de décrier un homme, qui par ses recherches & ses travaux a mérité les bienfaits de son Prince.

Le regne de l'imposture est passager. Tôt ou tard la vérité rentre dans ſes droits. M. Pallucci a lieu de ſe flatter que le Miniſtre eſt déja détrompé. A votre égard, Monſieur, je crois avoir effacé les impreſſions ſuperficielles que les diſcours les plus vagues font toujours ſur les eſprits les moins ſuſceptibles de prévention. Que ne puis-je vous inſpirer toute l'eſtime que j'ai pour M. Pallucci & vous engager à lui donner toute votre confiance ! Puiſſe Madame la Marquiſe en recueillir le fruit ! Votre bonheur, celui de M. Pallucci, & le mien ſeroient également complets.

Je ſuis avec l'attachement le plus reſpectueux, Monſieur,

Votre très-humble, &c.

J'ai lû un Manuſcrit intitulé : *Lettre à M. le Marquis de **** &c. dans lequel je n'ai rien trouvé qui puiſſe en empêcher l'impreſſion. A Paris ce 25 Octobre 1751. DEMOURS, Cenſeur Royal.

Vû l'Approbation, permis d'imprimer à la charge d'enregiſtrement à la Chambre Syndicale, ce 26 Octobre 1751. **BERRYER.**

www.ingramcontent.com/pod-product-compliance
Ingram Content Group UK Ltd.
Pitfield, Milton Keynes, MK11 3LW, UK
UKHW021041180726
13838UKWH00004B/1929